Dr. Eduard Brock

Der Vitamin B12-Skandal

Wie ein Mangel verleugnet und
damit zur Volkskrankheit wird!

Wappnen Sie sich gegen
Gehirnschrumpfung

Kraftstoff
Vitamin B12

Dieser Ratgeber ist nicht als medizinischer Ratgeber gedacht. Er dient nur zur Information und für die Weiter- und Ausbildung. Bitte konsultieren Sie einen Therapeuten Ihres Vertrauens, wenn dafür eine Notwendigkeit besteht.

Dr. Eduard Brock

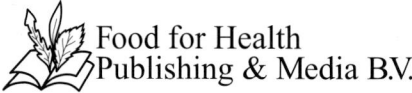 Food for Health
Publishing & Media B.V.

© 2010 Copyright Dr. Eduard Brock

1. Auflage 2010
2. Auflage 2010

Herausgeber der deutschen Ausgabe:
© 2010 Food for Health Publishing & Media BV
Postbus 3054, NL - 6460 HB Kerkrade

Unverbindliche Preisempfehlung: € 19,95
ISBN/EAN-Nr. 978-90-78057-17-8

Inhalt

Einführung

Gefährlicher Vitamin B12-Mangel …
Vorsicht in der Risikogruppe ab 50 Jahren!

Alzheimer, Demenz, Krebs, Anämie, Schlaganfall, Herzkreislauf-Erkrankungen … diese und zahlreiche weitere Krankheiten drohen bei einem Vitamin B12-Mangel. **„Das Gehirn schrumpft bei einer B12-Unterversorgung"** – so die erschreckenden Ergebnisse aus Studien der Universitäten Oxford und Stockholm, veröffentlich im Fachjournal „Neurology".

Experten schlagen Alarm: Vitamin B12-Mangel ist in Europa weiter verbreitet als bisher angenommen, berichtet das Deutsche Ärzteblatt. Auch die Deutsche Gesellschaft für Ernährung e.V. (DGE) zählt Vitamin B12 zu den Nährstoffen, mit denen insbesondere ältere Menschen häufig unterversorgt sind. **Gerade Menschen ab 50 Jahren müssen ihre Vitamin B12-Zufuhr erhöhen!**

Dabei sind die Anzeichen eines Vitamin B12-Mangels deutlich: Gedächtnisprobleme, Stimmungsschwankungen und Nervosität, Motivationsmangel, Teilnahmslosigkeit, Müdigkeit und Energiemangel, Muskelschwäche, Kribbeln in Händen und Füßen, frühzeitiges Ergrauen der Haare, schmerzhafte, offene Stellen im Mund. **Statt den Vitamin B12-Spiegel aufzufüllen, verschreiben Ärzte Chemie-Bomber.** Doppelt gefährlich, denn gerade Antibiotika, Psychopharmaka, Krebs-, Gicht- und cholesterinsenkende Medikamente fördern den Mangel anstatt ihn zu lindern.

Sorgen Sie sich nicht! Die Lösung liegt so nahe: Das echte **Vitamin B12** – Methylcobalamin – **das Mikronährstoff-Kraftwerk** aus der Apotheke von Mutter Natur.

Ich empfehle Ihnen, direkt mit echtem Vitamin B12 zu beginnen. So können Sie sicherstellen, dass Ihr Körper adäquat mit Vitamin B12 versorgt wird. Ihre Lebensqualität wird sich noch heute erheblich verbessern und Sie verhindern schwächende, ja sogar lebensbedrohliche Krankheiten.

Wichtig: Achten Sie auf die richtige Vitamin B12-Form. Sie werden ausführlich erfahren, warum nur Methylcobalamin unserem Körper direkt in der Form zur Verfügung steht, so wie wir es brauchen.

In diesem Buch stelle ich Ihnen den Energie-Kraftstoff Vitamin B12 ausführlich vor. Sie erfahren wie Sie sich vor einem gefährlichen B12-Mangel schützen können. Ich weise explizit auf besondere Risikogruppen wie Vegetarier hin und helfe Ihnen, die ersten Symptome einer Vitamin B12-Unterversorgung festzustellen und zu beheben! Darüber hinaus haben Sie jetzt einen der bisher umfassendsten veröffentlichten Berichte der Forschung über die Wirksamkeit und Sicherheit dieses natürlichen Mikronährstoffs in Ihren Händen. Und schließlich werden Sie auf den nun folgenden Seiten herausfinden, wie Sie das richtige, echte Vitamin B12 auswählen.

Freuen Sie sich auf den Kraft-Stoff für Körper, Geist und Lebens-Freude.

Mit besten Grüßen für Ihre Gesundheit

Dr. Eduard Brock

PS: Mit echtem Vitamin B12 halten Sie auch Ihr Gehirn auf Dauer fit!

Die Geschichte des Vitamin B12

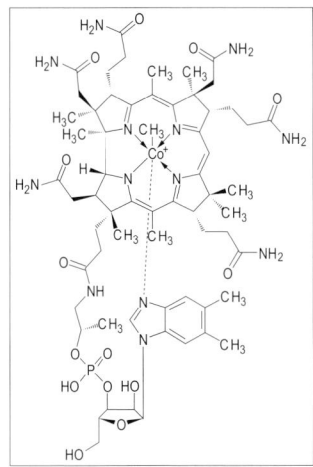

Vitamin B12 ist grundlegend für viele wichtige Funktionen im Körper.

Vitamin B12 wurde als letztes der heute bekannten Vitamine entdeckt. Dazu hat eine Mangelerkrankung, die Addison'sche perniziöse Anämie (Blutarmut), beigetragen. Diese Krankheit wurde zu Beginn des 19. Jahrhunderts erstmals beschrieben. Rund 100 Jahre behandelte man daran Erkrankte erfolgreich mit Rinderleber. Doch erst zu Beginn der 50er Jahre entdeckten die Forscher, dass das darin enthaltene Vitamin B12 ein auslösender Faktor für die Heilung war. 1955 wurde die Struktur von Vitamin B12 dann geklärt.

Vitamin B12 kommt in unterschiedlichen Formen vor: Beinahe ebenso wichtig wie die Entdeckung des Vitamin B12 selbst war die Erkenntnis, dass sich diese verschiedenen Vitamin B12 Formen hinsichtlich ihrer Qualität und des gesundheitlichen Nutzens für den Menschen, erheblich voneinander unterscheiden.

So enthalten z. B. herkömmliche B12 Produkte Cyanocobalamin, eine chemisch hergestellte Vitamin B12 Form: Cyanocobalamin hat den entscheidenden Nachteil, dass es im Körper erst umgewandelt werden muss – eine Hürde in der Verstoffwechselung, bei der viel Vitamin B12 verloren geht.

Die Anwendung von Cyanocobalamin ist deshalb aus heutiger wissenschaftlicher Sicht nicht mehr zu empfehlen. Erst recht, wenn man bedenkt, dass es mittlerweile ausgezeichnete Präparate mit Methylcobalamin gibt, der biokativen Vitamin B12-Form. So führen Sie Ihrem Körper die bereits aktive Vitamin B12-Form zu.

Greifen Sie also bitte nicht wahllos nach einem x-beliebigem B12-Produkt: Achten Sie auf Methylcobalamin, das mittels naturreiner Fermentation gewonnen wurde. Am besten als Lutschtablette, die sich unter der Zunge auflöst (sublinguale Aufnahme) – dann gelangt das B12 über die Mundschleimhaut direkt schnell ins Blut.

Wo kommt Vitamin B12 eigentlich her?

Die einzigen Lebewesen, die in der Lage sind, Cobalamine herzustellen, sind Mikroorganismen (Bakterien und Pilze) und einige Blaualgen. Die höheren Pflanzen benötigen kein Cobalamin und können es auch nicht synthetisieren. Im Wesentlichen lassen sich 2 Arten von Vitamin B12-Quellen unterscheiden:

1. **Die Darmflora stellt dem Organismus das Vitamin B12 zur Verfügung.**

2. **Aufnahme des Vitamin B12 mit der Nahrung.**

Das geschieht in der Natur entweder durch Lebensmittel wie nicht perfekt gewaschene Wurzeln, Früchte, Blätter oder auch trübes Wasser, auf, beziehungsweise in denen sich B12-bildende Mikroorganismen befinden.

Bei den fleischfressenden Arten ist es üblich, dass beim Verzehr eines Beutetiers auch gleichzeitig Vitamin B12 aufgenommen wird.

Wiegen Sie sich jedoch bitte nicht in der trügerischen Sicherheit, dass Sie auf diesem Weg hinreichend Vitamin B12 erhalten. Beide Quellen für Vitamin B12 haben ihre Tücken.

Es ist zwar grundsätzlich richtig, dass die Darmflora uns Vitamin B12 zur Verfügung stellen kann. Die Darmflora ist aber längst keine verläßliche Quelle: Eine Resorption (Aufnahme) des B12 findet allein im oberen Viertel des gesamten Darmtrakts, d.h. im Dünndarm statt, die Mikroorgansimen als Produzenten von B12, befinden sich jedoch überwiegend im Dickdarm – also dort, wo keine Resorption stattfindet. Hinzu kommt: Bei vorliegenden chronischen Magen-Darm-Erkrankungen oder Störungen in der Produktion des intrinsischen Faktors, ist die Aufnahme des B12 über den Magen-Darm äußerst begrenzt. Das betrifft insbesondere einen Großteil der Menschen ab 50.

Auch bei der Aufnahme des Vitamin B12 über die Nahrung sind einige Punkte kritisch zu betrachten: Vitamin B12 befindet sich fast nur in Lebensmitteln tierischer Herkunft (vor allem in der Leber vom Rind und Schwein), pflanzliche Nahrungsmittel enthalten Vitamin B12 hingegen nur in geringem Umfang. Für Vegetarier und Veganer scheidet dieser Weg zur ausreichenden B12-Versorgung damit aus.

Umgekehrt sollten jedoch auch Nicht-Vegetarier nicht einseitig auf fleischlastige Ernährung setzen, um eine ausreichende B12-Versorgung zu sichern. Beispiel: Vitamin B12 ist lichtempfindlich, so dass es bei der Zubereitung etwa des Rinder- oder Schweinefleisches zu erheblichen Verlusten im B12-Gehalt kommen kann. Ernährungswissenschaftler warnen zudem vor den gesundheitlichen Risiken eines erhöhten Fleischkonsums – ein Aspekt, auf dem wir in einem späteren Abschnitt nochmals ausführlicher eingehen werden.

Aus fachlicher Sicht empfieht es sich daher in jedem Fall, seine Vitamin B12-Versorgung über ein geeignetes Ergänzungsprodukt – mit Methylcobalamin, der aktiven Form von Vitamin B12 – zu sichern.

Wie sieht die Vitamin B12-Versorgung beim Menschen aus?

Der Mensch muss Vitamin B12 gezielt zu sich nehmen. Normalerweise werden die zugeführten Vitamine direkt vom Darm im Körper aufgenommen. Nicht so Vitamin B12. Das Vitamin B12-Molekül bildet aufgrund seiner Struktur eine Ausnahme, da ein Kobaltatom das komplexe Molekül zusammenhält.

Das Vitamin B12, der so genannte extrinsische Faktor benötigt daher den intrinsischen Faktor, ein Transporteiweiß, das von der Magenschleimhaut gebildet wird. Im Dünndarm schließt sich das Vitamin B12 dann mit diesem intrinsischen Faktor zusammen. Das Transporteiweiß sorgt dafür, dass das Vitamin B12 im Anschluss über die Darmschleimhaut ins Blut gelangen kann.

Damit wird aber auch deutlich, wie wichtig der intrinsische Faktor für eine ausreichende Versorgung mit Vitamin B12 ist.

Was die meisten Menschen jedoch nicht wissen: Schon ab dem 50. Lebensjahr wird immer weniger vom intrinsischen Faktor produziert. Zudem verschlechtert sich die Darmfunktion. Es gelangt daher immer weniger Vitamin B12 ins Blut. Das sind alarmierende Fakten, bedeutet dies doch, dass Millionen Menschen von den ernsthaften gesundheitlichen Risiken des Vitamin B12 Mangels bedroht sind – womöglich, ohne sich dieses Risikos bewußt zu sein. Gerade ältere Personen sollten daher ihre Vitamin B12-Zufuhr durch eine gezielte Nahrungsergänzung mit Methylcobalamin absichern.

Nach der Aufnahme in die Blutbahn wird Vitamin B12 – im Gegensatz zu anderen wasserlöslichen Vitaminen – nicht schnell ausgeschieden, sondern gespeichert (vor allem in der Leber und Niere).

Die Folge: Ihr Körper lebt eine Zeit lang von den „Reserven". Gleichzeitig entsteht jedoch die Gefahr, dass nicht für ausreichenden Nachschub gesorgt wird. Und schon sind die Voraussetzungen für einen Vitamin B12-Mangel da!

Das Tückische: Ein Mangel zeigt sich nur schleichend, erkennbar etwa an ersten Anzeichen nachlassender Gedächtnis- und Konzentrationsleistung oder abnehmender körperlicher Leistungskraft.

! Es ist daher enorm wichtig, dass Sie auf eine regelmäßige Vitamin B12-Aufnahme achten.

Das sind die Aufgaben von Vitamin B12 im Körper

Kaum ein Vitalstoff ist so wichtig für die Blutbildung wie Vitamin B12. Unser Blut wird im Knochenmark ständig erneuert. Der zentrale Blutbestandteil Eisen kann nur mit Hilfe von Vitamin B12 in die Blutkörperchen eingefügt werden. Fehlt B12, werden nicht genügend rote Blutkörperchen gebildet, der Mensch erkrankt an Anämie (Blutarmut).

Darüber hinaus ist Vitamin B12 im Eiweiß- und Kohlenhydrat-Stoffwechsel, bei der Resorption von Nährstoffen im Verdauungstrakt und bei der DNS-Synthese von großer Bedeutung. Zudem schützt es die Nervenzellen und ist an der Produktion der Botenstoffe im Gehirn beteiligt.

Außerdem ist Vitamin B12 eng an den Stoffwechsel eines anderen B-Vitamins, der Folsäure, gebunden.

Wie wir bereits erörtert haben, muss das Vitamin B12 in seiner bioaktiven Form – als Methylcobalamin – vorliegen, damit es überhaupt seine nützlichen Aufgaben im Körper erfüllen kann. So spielt Methylcobalamin insbesondere auch eine wichtige Rolle bei der sogenannten Methylsynthetase.

Darunter versteht man die – erwünschte – Umwandlung der Aminosäure Homocystein in Methionin. Homocystein gilt nach neuesten Forschungen als Risikofaktor bei der Entwicklung von Herz-Kreislauf-Krankheiten. Vitamin B12 trägt auf diese Weise zur Verringerung von erhöhten Homocystein-Spiegeln und damit zur Verhinderung von Herz-Kreislauf-Erkrankungen bei.

Die Hauptaufgaben des Energie-Vitamin B12 im menschlichen Körper im Überblick:

- Abbau spezieller Fettsäuren (z. B. aus Milchprodukten)
- Entgiftung bestimmter Eiweißverbindung
- Homocystein (Schutz vor Arteriosklerose!)
- Synthese der Erbsubstanz (DNA)
- Blutbildung
- Synthese von Neurotransmittern (Nervenbotenstoffen)
- Synthese des Myelins (Isolierschicht der Nervenzellen)
- Wichtig für die Aktivierung von Folsäure
- Schutz vor Erschöpfungszuständen, Konzentrationsschwächen und Vergesslichkeit
- Reduzierung des Alzheimerrisikos
- Reduzierung des Depressionsrisikos
- Verbesserung von Ausdauer und Regeneration bei Sportlern
- Stärkung des Immunsystems
- Stärkung des Nervensystems

Die natürlichen Vitamin B12-Quellen

Nur Fleisch, Milchprodukte und Eier füllen Ihre Speicher auf

Wie schon weiter oben erläutert, ist die Darmflora keine verläßliche Quelle von Vitamin B12: Die Mikroorgansimen als Produzenten von B12 befinden sich überwiegend im Dickdarm

– also dort, wo keine Resorption des B12 stattfindet. Zudem ist die Aufnahme des B12 bei Störungen in der Produktion des intrinsischen Faktors äußerst begrenzt.

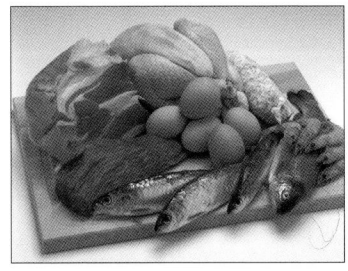

Daher benötigen wir tierische Lebensmittel als Lieferanten. Gute Quellen sind beispielsweise Fleisch, Milchprodukte und Eier.

Vitamin B12 ist überwiegend in tierischen Nahrungsquellen enthalten.

Achtung! Vitamin B12 ist lichtempfindlich, so dass es bei der Zubereitung etwa von Rinder- oder Schweinefleisch zu erheblichen Verlusten im B12-Gehalt kommt.

Dagegen enthalten pflanzliche Produkte kein Vitamin B12 oder nur Spuren, die allerdings für die Versorgung z. B. von Veganern (Menschen, die ausschließlich pflanzliche Produkte essen) nicht ausreichen.

Vitamin B12-Gehalt von Lebensmitteln
(in Mikrogramm*/100 g)

Hoher Gehalt	
Rinderleber	65,0
Kalbsleber	60,0
Mittlerer Gehalt	
Krebse	25,0
Kalbsnieren	25,0
Austern	14,6
Heringe	11,0

Miesmuscheln	8,0	
Rindfleisch	5,0	
Niedriger Gehalt		
Camembert 45 %	3,1	
Schweinefleisch	3,0	
Ziegenkäse	3,0	
Lachs	2,9	
Hühnerei	2,5	
Emmentaler	2,2	* 1.000 Mikrogramm = 1 mg
Mozzarella	2,0	
Speisequark (Mager)	0,8	
Dickmilch	0,5	
Kuhmilch	0,4	

Sie sehen die Problematik anhand der Tabelle: Kaum ein Nahrungsmittel enthält ausreichend Vitamin B12, um Ihren Körper zu versorgen und die Vitamin B12-Speicher wieder aufzufüllen!

Und die Aufnahme von Vitamin B12 mittels unserer heutigen Lebensmittel bringt noch eine ganze Reihe anderer Probleme mit sich:

Meeresfrüchte = toxinbelastet

Eine der besten natürlichen Vitamin B12-Quellen sind bestimmte Meeresfrüchte. Doch das Risiko, das mit Quecksilber belasteten Meeresfrüchten verbunden ist, übersteigt den gesundheitlichen Nutzen bei weitem.

Leider ist es auch sehr schwer, kommerziell produzierten unverseuchten Fisch zu kaufen.

Bei dem im Handel erhältlichen Fisch ist es nicht feststellbar, ob der Fisch rein und sicher ist. Dies gilt besonders wenn Sie schwanger sind, denn Quecksilber ist hoch toxisch für das sich entwickelnde Gehirn und Nervensystem von Säuglingen und Kindern.

Rindfleisch = vitaminarm

Rind und Rinderleber sind auch gute B12-Quellen, aber nur die – leider im Einkauf teuren – mit Gras aufgezogenen Weiderinder sind gute Vitamin B12-Quellen. Rinder aus Kraftfutterhaltung hingegen sind Vitamin B12 arm.

Rinderleber = schadstoffbelastet

Leber war immer die B12-Quelle schlechthin. Aber durch das gesteigerte BSE-Risiko und die Belastung von Innereien mit Schadstoffen kann ich Ihnen den Verzehr von Leber nicht mehr empfehlen.

Hühnerfleisch = antibiotikabelastet

Huhn ist auch ein natürlicher B12-Lieferant. Es muss sich allerdings um ein biologisch aufgewachsenes Huhn sein, denn konventionell gezüchtete Hühner können Antibiotika-resistente Bakterienstämme beherbergen.

Schweinefleisch = antibiotikabelastet

Wenn schon Schweinefleisch essen, ist es am sichersten, Sie essen welches von Tieren, die biologisch gefüttert und nicht in Massentierhaltung aufgezogen wurden. Hier besteht das gleiche Problem der Belastung mit Antibiotika wie beim Hühnerfleisch.

Geringe Mengen Vitamin B12 kommen auch in sauer vergorenem Gemüse (wie z. B. Sauerkraut) sowie Brottrunk und Bier vor.

> **Achtung!** Bei herkömmlich fermentierten Nahrungsmitteln schwankt der tatsächliche Vitamin B12-Gehalt enorm. Man kann also nie genau sagen, wie viel und ob überhaupt Vitamin B12 in z. B. einer Portion Sauerkraut enthalten ist.

Ihre Nahrung allein kann die Vitamin B12-Depots nicht füllen

Vitamin B12 können Sie über Ihre Nahrung zu sich nehmen. Wie Sie bereits gelesen haben, ist dies aber nur theoretisch möglich. Denn Sie müssten norme Fleischmengen verzehren, welche jedoch ein verstärktes Gesundheitsrisiko bergen.

Führen Sie Vitamin B12 daher ergänzend zu. Empfohlen werden täglich bis 1.000 Mikrogramm, wenn sie über einen längeren Zeitraum regelmäßig genommen werden. Wenn Sie jedoch zu einer der Risikogruppen zählen, sind Sie von akutem Vitamin B12-Mangel bedroht.

- Sie sind über 50
- Sie stehen – aus beruflichen oder auch anderen Gründen – unter erhöhten Stress.
- Sie nehmen aufgrund einer Magen- oder Darmerkrankung permanet Medikamente zu sich
- Sie ernähren sich fleischlos

Diese Risikogruppen nehmen äußerst wenig Vitamin B12 auf. In vielen Fällen wurde der körpereigene B12-Speicher über die Jahre nahezu vollständig abgebaut. Um diesen Verlust schnellstmöglich auszugleichen, ist eine erhöhte Zufuhr von 2.000 mcg täglich sinnvoll.

Mit Vitamin B12 gehen Sie auf Nummer sicher. Dass die langfristige Aufnahme von Vitamin B12 völlig unbedenklich ist, haben umfangreiche klinische Studien (und die jahrelange Erfahrung mit dem Einsatz von Vitamin B12 in therapeutisch effektiven Mengen) belegt. Selbst bei hohen oralen Aufnahmemengen von bis zu 6.000 mcg Vitamin B12 täglich wurden keinerlei Nebenwirkungen festgestellt[1]. Im Gegenteil: Eine hohe Zufuhr von Methylcobalamin zeigte signifikante Behandlungserfolge unter anderem bei diabetischer Neuropathie, Fertilitätsstörungen, Geschwüren im Mund, erhöhten Homocysteinspiegeln oder Schlafstörungen.

---

1 Hathcock JN, Vitamin and Mineral Safety. 2nd Edition, Council for Responsible Nutrition (CRN) 2004

SCF Scientific Committee on Food, Opinion of the SCF on the tolerable upper intake level of vitamin B12. 2000

Mangiarotti et al., Hypervitaminosis B12 in maintenance hemodialyse patients receiving massive supplementation of vitamin B12. Int J Artif Organs, 1986

Maeda et al., A mulicenter study of the effects of vitamin B12 on sleep-walking rhythm disorders: In Shizuoka Prefecture. Japanese Journal of Psychiatry and Neurology, 1992

Takahashi et al., Double-blind test on the efficacy of methylcobalamin on sleep-wake rhythm disorders. Psychiatry and Clinical Neurosciences, 1999; Kuzminski et al. Effective Treatment of Cobalamin Deficiency with oral Cobalamin. Blood 1998

EVM Expert Group on Vitamins and Minerals, Report on safe upper intake levels for vitamins and minerals,London. May 2003

Ihr Vitamin B12-Test: Wie gut sind Sie versorgt?

1. Selbsttest

Können Sie mindestens 3 der folgenden Symptome bei sich feststellen, leiden Sie sehr wahrscheinlich unter einem Vitamin B12-Mangel. Sie sollten mit hoch dosiertem Vitamin B12 Ihre Speicher wieder auffüllen.

Kriterium	Ja	Nein
Sie leiden unter Müdigkeit		
Sie sind anfällig für Infekte		
Sie haben Gedächtnis- und Konzentrations-schwächen		
Sie sind über 40 Jahre		
Sie verspüren häufig ein Kribbeln in Händen und Füßen		
Sie leiden unter Depressionen oder Angst		
Sie sind häufig aggressiv		
Sie verlieren allmählich Ihren Tast- und Geruchssinn		
Sie haben weiße oder blasse Lippen		
Sie leiden unter Nervenschmerzen		
Sie leiden unter Kurzatmigkeit		
Sie sind Veganer		
Sie sind an Diabetes erkrankt		
Sie leiden an Morbus Crohn		
Sie leiden an Gastritis		

Sie haben eine Erkrankung der Bauchspeicheldrüse		
Ihnen wurde ein Teil des Magens oder Darms entfernt		
Sie nehmen regelmäßig Medikamente wie Cholesterinhemmer, Rheumamittel oder Magensäurepuffer ein		

2. Zungendiagnostik

Zeigen Sie – sich selbst – die Zunge!

Ein guter Spiegel Ihrer Gesundheit ist auch Ihre Zunge: Eine glatte rote Zunge gilt als ein wichtiges Symptom für einen Vitamin B12-Mangel. Auch eine starke Felderung der Zunge oder erdbeerartige Stippchen gelten als Hinweise auf einen meist ernährungsbedingten Vitamin B12-Mangel.

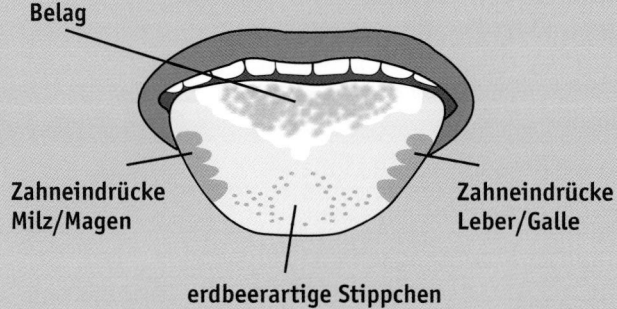

Beläge im hinteren Drittel der Zunge weisen auf Darmstörungen hin. Zahneindrücke deuten auf Organstörungen und Stippchen auf einen Vitamin B12-Mangel.

3. Bluttests

Bluttests zur Bestimmung eines Vitamin B12-Mangels sind nicht so eindeutig oder hilfreich wie die Tests auf andere Nährstoffmängel. Die Standardtests zur Beurteilung der Vitamin-B12-Konzentration sind begrenzt, da die klinische Schwere des Vitamin B12-Mangels nicht im Zusammenhang mit der Vitamin B12-Konzentration steht.

Wissenschaftler haben folgende Richtlinien herausgegeben, um einen Vitamin B12-Mangel überprüfen zu können:

Vitamin B12-Wert im Serum:

■ Wenn Ihre Vitamin B12-Konzentration unter 150 pmol/l liegt, haben Sie einen B12-Mangel und Sie sollten unbedingt die Ursachen analysieren und Ihre Ernährung um ein Vitamin B12-Präparat ergänzen.

■ Wenn Ihre B12-Konzentration zwischen 150 und 200 pmol/l liegt, sollte Ihr Serum MMS-Wert (Methylmalonsäure) festgestellt werden, um zu sehen, ob Ihr Zustand weiterer Untersuchungen oder Behandlungen bedarf. Diverse Forschungsergebnisse zeigen, dass in 90 bis 98 % der Fälle erhöhte MMS-Werte auf einen Vitamin-B12-Mangel hinweisen.

■ Der ideale Vitamin B12-Wert im Serum beträgt mehr als 220 pmol/l.

Homocysteinkonzentration im Serum oder Plasma:

Ein erhöhter Homocysteinspiegel (Risikofaktor für Herz-Kreislauf-Erkrankungen) weist ebenfalls auf einen Vitamin B12-Mangel hin. Der ideale Wert an Gesamt-Homocystein: unter 10 µmol/l.

Das sind die Risikobereiche:

- 12 bis 30 Mikromol/l: leicht erhöhte Homocysteinwerte

- 30 bis 100 Mikromol/l: erhöhte Homocysteinwerte

- Über 100 Mikromol/l: sehr hohe Homocysteinwerte

Erklärung: Zu wenig Vitamin B12 lässt die Konzentration des Stoffwechselgiftes Homocystein im Blut gefährlich ansteigen. Die langfristigen Folgen können Arteriosklerose oder Demenzerkrankungen sein.

Wenn Sie Ihren B12-, MMS- oder Homocystein-Wert im Labor testen lassen, ist dies ein Anfang. Allerdings dürfen Sie es dabei nicht bewenden lassen. Denn wurde ein Mangel diagnostiziert, ist es unumgänglich, dass Sie Ihre Ernährung mit B12 ergänzen. Beobachten Sie sich selbst in den folgenden Wochen und Sie werden feststellen, wie sich Ihre Symptome verbessern.

Vitamin-B12-Ergänzungen sind völlig ungiftig und kostengünstig. In der Tat werden die meisten Ärzte und andere Gesundheitsexperten Ihnen nach Erhalt der mangelhaften B12-Laboruntersuchung als erstes empfehlen, Vitamin B12 zu spritzen und zwar in der Form von Cyanocobalamin. Warum? Die Pharma-Riesen verdienen damit Geld.

Spritzen ist nicht die Lösung. Ein sehr vernünftiger Ansatz ist es, echtes Vitamin B12 in Form einer Tablette direkt über die Mundschleimhaut aufzunehmen.

Vitamin B12-Mangel – wie es dazu kommen kann

Anders als andere wasserlösliche Vitamine verlässt B12 Ihren Körper nicht sofort über den Urin. Es wird in Ihrer Leber, Ihren Nieren und anderen Körpergeweben gespeichert.

Daher zeigt sich ein Mangel erst nach einigen Jahren, je nach Ihrer Ernährungsweise und der Fähigkeit Ihres Körpers, Vitamin B12 effizient zu absorbieren.

Dieser Zeitverlust ist ein ernstes Problem, weil schon nach 7 Jahren Vitamin B12-Mangel nicht behebbare Hirnschädigungen hervorruft.

Erste Anzeichen einer Vitamin B12-Unterversorgung sind Müdigkeit, eine blasse Hautfarbe, Zungenbrennen, Körpergeruch oder/und Konzentrationsprobleme. In schlimmen Fällen können sich Depressionen und Halluzinationen anschließen.

Antriebslos und depressiv: Fehlt Ihnen Vitamin B12?

Wie alle B-Vitamine wirkt auch Vitamin B12 als so genanntes Coenzym. Das sind Substanzen, die die Enzyme des Körpers bei ihren Aufgaben unterstützen. Nur wenn ausreichende Mengen Vitamin B12-Mengen zur Verfügung stehen, ist ein reibungsloser Ablauf aller Stoffwechselprozesse gewährleistet.

Von einem Vitamin B12-Mangel sind zuerst Zellen und Gewebe betroffen, die sich rasch erneuern. So können z. B. die roten Blutkörperchen, die für den Sauerstofftransport verantwortlich sind, nicht mehr in ausreichender Menge gebildet werden – es kommt zur Blutarmut (Anämie).

Des Weiteren treten an Schleimhäuten, z. B. im Bereich der Mundhöhle und der Lippen, Risse auf. Allerdings treten diese Symptome erst nach langen Mangelperioden (z. T. mehr als 7 Jahre) auf.

Weitaus schwerwiegender sind die gesundheitlichen Folgen, die bereits bei einem leichten Vitamin B12-Mangel zu beobachten sind. So mehren sich die Erkenntnisse, dass schon eine leichte Unterversorgung Ihre geistige Leistungsfähigkeit und Ihr psychisches Wohlbefinden merklich beeinträchtigen. Betroffen sind vor allem ältere Personen. Daher sollten Sie gerade bei typischen „Alterserscheinungen" wie depressiven Verstimmungen und Antriebslosigkeit an ein mögliches Vitamin B12-Defizit denken.

So hat z. B. eine groß angelegte Untersuchung des Nationalen Instituts für Altersforschung der USA in Bethesda bei Washington aus dem Jahre 2000 mit 700 Teilnehmern im Alter über 65 Jahren gezeigt, dass Personen mit Vitamin B12-Mangel etwa doppelt so häufig unter Depressionen leiden wie ausreichend versorgte Menschen. Auch mangelnde Konzentrationsfähigkeit und Demenzerkrankungen (z. B. Alzheimer) werden von Wissenschaftlern in Zusammenhang mit einer schlechten Vitamin B12-Versorgung gebracht.

Vitamin B12-Mangel durch Erkrankungen

Diese Erkrankungen behindern die Aufnahme von Vitamin B12:

Magenerkrankungen

Jede Erkrankung oder Operation, die zu einem Verlust großer Anteile des Magens führt, kann nach Aufbrauchen der Vitamin B12-Reserven einen Mangel verursachen. Dazu zählen:

- **Entzündung der Magenschleimhaut** (Gastritis)

- Teilweise oder vollständige operative Entfernung des Magens (Gastrektomie)

- **Infektionen mit Helicobacter Pylori,** ein weit verbreiteter Faktor für die Entstehung von Magengeschwüren, können auch zu Vitamin-B12-Mängeln führen. Das H. Pylori Bakterium schädigt die Zellen des Magens, die den intrinsischen Faktor produzieren. Der intrinsische Faktor ist unerlässlich für die Absorption von Vitamin B12 (siehe auch Seite 14).

- **Probleme der Säureproduktion des Magens (Achlorhydrie):** Bei älteren Menschen kommt es recht häufig zur so genannten chronisch atrophen Gastritis, bei der sich die Schleimhaut zurückbildet und die Verdauungsfunktion des Magens beeinträchtigt ist. Vitamin B12 aus der Nahrung kann dann nur in vermindertem Ausmaß aufgenommen werden. Daher ist eine Ergänzung mit Vitamin B12-Präparaten unbedingt anzuraten.

Ganz wichtig: Bei Erkrankungen des Magen-Darm-Traktes oder Störungen in der Produktion des intrinsischen Faktors sollten Sie das Vitamin B12 auf jeden Fall sublingual aufnehmen: Das schnelle Auflösen einer Tablette unter der Zunge hat hier den entscheidenden Vorteil, dass das Vitamin B12 direkt über die Mundschleimhaut (sublinguale Aufnahme) in den Blutkreislauf gelangt, also nicht auf die Magen-Darm-Passage angewiesen ist.

Übrigens: Auch AIDS-Patienten können eine Achlorhydrie und damit einen Vitamin B12-Mangel entwickeln.

Dünndarmerkrankungen

- Sprue (Zöliakie)

- Chirurgische Teilentfernung

- Bakteriell überwucherte Darmabschnitte (Bakterien verbrauchen Vitamin B12; Blind-Loop-Syndrom, Divertikulose),

- Erkrankungen des Dünndarms (z. B. Morbus Crohn),

- Erkrankungen der Bauchspeicheldrüse (Pankreatitis)

Kombination mit Schilddrüsenerkrankungen

Antikörper gegen die Schilddrüse und Schilddrüsenunterfunktion sind häufig mit Antikörpern gegen Magenschleimhautzellen verknüpft. Daher findet man statistisch auch bei Schilddrüsenunterfunktion häufiger einen Vitamin B12-Mangel.

1. Vitamin B12-Mangel durch (mangelhafte) Ernährungs- und Lebensgewohnheiten

Es existieren einige weitere – weithin unbekannte oder unterschätzte – Faktoren, die zu einem Vitamin B12 Mangel führen können:

Kaffeekonsum

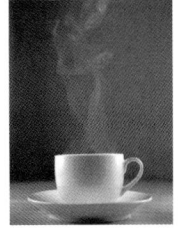

Laut einer neueren Studie sinkt Ihr Vitamin B12-Spiegel wahrscheinlich um 15 % im Vergleich zu Leuten, die keinen Kaffee trinken, wenn Sie mehr als 4 Tassen Kaffee täglich zu sich nehmen.

Der Grund: Die Gerbstoffe im Kaffee schädigen die Schleimhäute im Magen und Darm und beeinträchtigen so die Aufnahme des Vitamin B12.

Kaffeekonsum „frisst" Vitamin B12

Vegetarier/Veganer

Viele Menschen essen aus verschiedenen Gründen kein Fleisch. Wenn Sie sich ebenfalls vegetarisch oder sogar vegan ernähren, besteht bei Ihnen ein hohes Risiko, dass Sie einen Vitamin B12-Mangel entwickeln. Warum? Weil in den pflanzlichen Quellen praktisch kein Vitamin B12 enthalten ist.

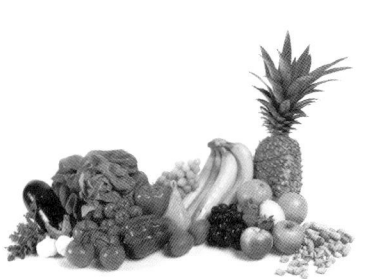

Vegetarier haben einen erhöhten Vitamin B12-Bedarf.

Und die wenigen pflanzlichen Lebensmittel, die Vitamin B12-Quellen sind, sind eigentlich B12-Analoge – also nicht die Vitamin-Form, die die Vorteile des echten liefert.

So ergab eine Studie der Universität Hannover aus dem Jahr 2004, dass 26 % der untersuchten Veganer von einem Vitamin B12-Defizit betroffen sind!

Eine Versorgung mit Vitamin B12 ist für Sie daher unerlässlich!

2. Vitamin B12-Mangel durch Medikamente

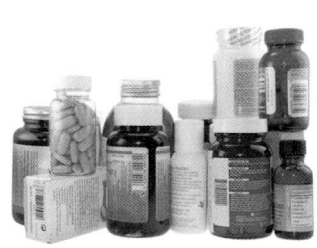

Probleme ergeben sich auch bei der Einnahme bestimmter Medikamente, da diese die Aufnahme von Vitamin B12 hemmen können.

Bei regelmäßiger Medikamenteneinnahme sind Kontrollen des Vitamin B12-Spiegels sinnvoll.

Diese Medikamente können einen Vitamin B12-Mangel auslösen:

- **Protonen-Pumpen-Hemmer** (Omeprazol, Agopton, Antra und Lansoprazol; bei Sodbrennen und Magengeschwüren)
- **Medikamente, die die Magensäureproduktion hemmen,** besonders H2-Blocker (Cimetidin, Ranitidin, Cimetag, Ulcometin, Ulcostad, Ulsal, Zantac)
- **Cholesterinsenker** (u. a. Cholestyramin),
- **Antibiotika** wie Chloramphenicol und Neomycin,

■ **Antidiabetikum** Metformin (Produktnamen Glucophage, Glucophage XR, Fortamet, Riomet, Glumetza und andere): Dieses Diabetis-Medikament beeinflusst die Vitamin B12-Aufnahme durch eine Beeinträchtigung des Kalziumstoffwechsels in Ihrem Körper. Kalzium ist eine wichtige Komponente des Körpers, Vitamin B12 zu absorbieren. Eine neuere Studie zeigt: Je länger und höher dosiert eine Person mit Diabetes Typ 2 Metformin einnimmt, umso größer ist das Risiko für einen Vitamin-B12-Mangel.

■ **Regelmäßige Hämodialyse** (Blutwäsche).

3. Vitamin B12-Mangel im höheren Lebensalter

Warum tritt ab 50 so häufig ein Vitamin B12-Mangel auf? Dieser Mangel ist in der einzigartigen Struktur des Vitamins begründet. In der Mitte des B12-Moleküls befindet sich Kobalt. Dieses Metallatom hält die gesamte Struktur zusammen. Daher kann B12 aber auch nicht so einfach durch die Darmwand in Ihr Blut gelangen.

Damit es die Darmschleimhaut durchqueren kann, braucht es ein Eiweiß, das den Transport übernimmt. Hierbei handelt es sich um den so genannten intrinsischen Faktor.

Das im Magen freigesetzte Eiweiß bindet sich an das B12 und transportiert es an so genannte Pumpstationen im Darm. Von hier aus gelangt es dann ins Blut.

Wie Sie weiter oben schon gelesen haben, wird ungefähr ab dem 50. Lebensjahr immer weniger von dem intrinsischen Faktor produziert. Zudem verschlechtert sich die Darmfunktion.

Es gelangt daher immer weniger Vitamin B12 ins Blut. Um den Mangel auszugleichen, schüttet die Leber vermehrt das in ihr gespeicherte B12 aus.

So verringern sich die körpereigenen Vorräte rapide in recht kurzer Zeit – es kommt zum B12-Mangel, der auch im Blut nachweisbar ist.

Mehrere Untersuchungen der letzten Jahre haben gezeigt, dass vor allem die Vitamin B12-Versorgung älterer Personen unzureichend ist. In Deutschland sind etwa 10 % der Frauen über 60 Jahre betroffen, wie eine aktuelle Studie der Universität Hannover aus dem Jahr 2004 zeigt. Besonders düster ist es um die Vitamin-B12-Versorgung bei Bewohnern von Alten- und Pflegeheimen bestellt.

Dazu kommt: Das Vitamin B12-Defizit älterer Menschen wird zusätzlich durch einen entzündlichen Schwund der Magenschleimhaut begünstigt. Dabei produziert der Magen nicht mehr genügend Magensaft, sodass das in der Nahrung enthaltene Vitamin B12 nicht mehr vollständig freigesetzt und vom Organismus aufgenommen werden kann. Von solchen Schleimhautschäden sind etwa 20 bis 50 % der Menschen ab 50 betroffen.

> **!** Bei fehlender oder gestörter Bildung des intrinsischen Faktors kann eine sublinguale Zufuhr ausreichend hoher Vitamin B12-Mengen den Mangel beheben.

Vitamin B12 – das natürliche Kraftwerk für Ihren Körper

Die Einsatzfelder für Vitamin B12 fokussieren sich in erster Linie auf 3 Gebiete:

Vitamin B12 für ...

... eine gesunde Gehirnfunktion und ein gesundes Nervensystem:

- Hohe Konzentrations- und Gedächtnisleistung – bis ins hohe Lebensalter
- Ungetrübte Stimmung und Lebensfreude
- Schutz vor neurologischen Erkrankungen (wie Alzheimer, Parkinson)

... eine hohe körperliche Leistungsfähigkeit, bei sportlichen oder hohen körperlichen und geistigen Leistungsanforderungen im Beruf:

- Bestes Leistungs- und Konzentrationsvermögen bei erhöhter – etwa beruflich bedingter – Beanspruchung („Brain-Worker")
- Mentale Stabilität und Kraft auch in kritischen Lebensphasen und bei erhöhter Stressbelastung („stabiles Nervenkostüm").

... eine ausreichende Vitamin B12 Versorgung bei erhöhtem Bedarf (z. B. im Alter, ernährungsbedingt, Vegetarier)

Dieser kurze Überblick soll Ihnen nur einen Eindruck vermitteln, warum Vitamin B12 auch als „Energievitamin" bezeichnet wird und ein wahres Kraftpaket für Ihren Körper ist.

Im Folgenden erfahren Sie, warum Sie sofort mit dem Kraftverstärker für Geist, Körper und Lebens-Freude beginnen sollten!

Vitamin B12 – für eine gesunde Gehirnfunktion und ein gesundes Nervensystem

Starke Nerven mit Vitamin B12

Die Funktionsfähigkeit unseres Nervensystems ist von einer ausreichenden Versorgung mit Mikronährstoffen, insbesondere auch von Vitamin B12 abhängig. Es hilft, unser Nervensystem gesund zu erhalten, indem dafür sorgt, dass die Nerven optimal funktionieren und kommunizieren.

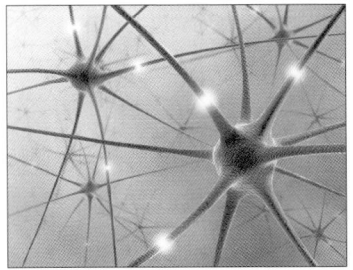

Vitamin B12 sorgt für eine optimale Funktion des vegetativen Nervensystems

So ist Vitamin B12 erforderlich zur Bildung von Myelin – der Schutzschicht der peripheren Nervenstränge im Gehirn und Rückenmark. Zerfällt das Myelin aufgrund eines Vitamin B12-Mangels, werden die Nervenfasern freigelegt, in Folge geschädigt oder gar zerstört: Dies begünstigt die Entstehung auch ernsthafter neurologischer Erkrankungen.

Aufgrund seiner besonderen Funktion für unser Nervensystem und eine gesunde Gehirnfunktion bietet Vitamin B12 somit einen präventiven Schutz vor neurologischen Erkrankungen, wie z. B. Alzheimer, oder Parkinson.

Achtung! Aber auch, wenn erste Anzeichen dieser neurologischen Erkrankungen eingetreten sind, können hohe sublinguale Vitamin B12-Dosen die Beschwerden lindern und sogar rückgängig machen!

Geistig fit mit Vitamin B12

Mit zunehmendem Alter, d. h. beginnend etwa ab dem 40. Lebensjahr, nimmt unsere Fähigkeit zur Resorption (Aufnahme) von Vitamin B12 ab. Eine Vitamin B12-Zufuhr ist hier also besonders wichtig zur Aufrechterhaltung der normalen Gedächtnis- und Konzentrationsfähigkeit.

Wissenschaftliche Erhebungen und Untersuchungen belegen diesen Sachverhalt

So zeigte sich im Rahmen der so genannten VERA-Studie zur Nährstoffaufnahme in Deutschland eine deutlich ungünstigere B12-Versorgung in der Gruppe der Männer zwischen 60 und 88 Jahren im Vergleich zu jüngeren Männern: Bei gleicher Zufuhr von Vitamin B12 hatten sie signifikant niedrigere Vitamin B12-Plasmaspiegel (VERA-Studie 1985-1989: Adolf T. u. a.: Ergebnisse der nationalen Verzehrstudie (1985-1988) über die Lebensmittel- und Nährstoffaufnahme in der Bundesrepublik Deutschland; hier zitiert nach Schmidt et al; Leitfaden Mikronährstoffe, München 2004; S. 204).

Laut einer weiteren Studie, durchgeführt von Forschern der Universität Oxford, gibt es einen Zusammenhang zwischen zu geringen Vitamin B12-Spiegeln und einem Rückgang des Gehirnvolumens, verbunden mit einem Rückgang der Denk- und Gedächtnisleistung. Die Studie mit 107 älteren Menschen im Alter zwischen 61 und 87 Jahren zeigte bei den Probanden mit hohem Vitamin B12-Spiegel deutlich bessere Resultate in Bezug auf das Gehirnvolumen. Die Teilnehmer mit einem B12-Spiegel im unteren Drittel aller Probanden zeigten ein 6 mal höheres Risiko für einen verstärkten Verlust des Gehirnvolumens. Ein reduziertes Gehirnvolumen wird gemeinhin als Indikator für die Entwicklung und das Fortschreiten der Alzheimer Erkrankung betrachtet (Vogiatzoglou et al, in Neurology, 2008).

Eine amerikanische Studie hat herausgefunden, dass ein Vitamin B12-Mangel gravierende Auswirkungen auf das Gehirn haben kann. Die Wissenschaftler lasen fast 300 Teilnehmern zwischen 65 und 91 Jahren aus einem Buch vor. Nach 30 Minuten wurden sie zum Inhalt befragt; darüber hinaus mussten sie Tests lösen. Am schlechtesten schnitten die Teilnehmer ab, die den niedrigsten B12-Spiegel aufwiesen.

Fazit:

Eine Unterversorgung mit Vitamin B12 sollten Sie nicht unterschätzen. Beugen Sie daher frühzeitig mit einer hochwertigen Vitamin B12-Nahrungsergänzung vor!

Schützen Sie sich mit Vitamin B12 vor Alzheimer & Co.

Langfristig leiden unter einem Vitamin B12-Mangel vor allem die Nerven in Ihrem Gehirn. Vitamin B12 ist an der Produktion von Cholin beteiligt, das die ölige Schutzschicht der Nerven bildet. Fehlt es, wird auch die Schutzschicht nicht mehr ausreichend gebildet: Die Schicht trocknet regelrecht aus.

Immerhin 70 % der Alzheimer-Patienten weisen deutlich verringerte B12-Spiegel auf. In Ergänzung hierzu zeigte eine Studie niedrigere Vitamin B12-Spiegel speziell in der Gehirn-Rückenmarks-Flüssigkeit von Patienten mit Alzheimer-Krankheit im Vergleich zu Patienten mit anderen Arten der Demenz (Nourhashemi F, Gillette-Guyonnet S, Andrieu S, et al. Alzheimer disease: protective factors. Am J Clin Nutr. 2000;71(2):643S-649S).

> **Achtung!** Nur wenn ein Vitamin B12-Mangel früh erkannt und mit hochdosiertem Vitamin B12 behoben wird, bleiben die Nervenzellen in Ihrem Gehirn gesund!

Übrigens: Nicht alle älteren Menschen mit Symptomen, die an Alzheimer erinnern, sind auch tatsächlich an Alzheimer erkrankt. Bei manch einem Patienten verbessert sich die Gehirnleistung wieder, wenn der B12-Mangel behoben wird.

Wichtig ist bei der Zufuhr von Vitamin B12 bei Alzheimer noch der folgende Aspekt: Alzheimer Patienten verfügen auch über einen geringeren Status an so genannten SAMe: SAMe sind ein wichtiger Schlüsselfaktor unseres Stoffwechsels im Rahmen der Umwandlung herkömmlicher Vitamin B12-Formen, die damit erst von unserem Körper verwertet werden können.

> **!** Damit wird auch klar: Bereits umgewandeltes, d. h. methy-
> liertes Vitamin B12 ist nicht auf die Verfügbarkeit von SAMe
> angewiesen! Ein weiteres Argument dafür, auch in diesem Fall
> bei der Wahl des richtigen Vitamin B12 Produktes darauf zu
> achten, dass es Methylcobalamin, d.h. die direkt verfügbare
> Vitamin B12-Form enthält. Nur dies ist die richtige Vitamin
> B12 Form zur unterstützenden Behandlung von Alzheimer mit
> Vitamin B12.

Vorsicht ist daher auch geboten, wenn Studien von einem mangelnden Erfolg des Vitamin B12 bei Alzheimer sprechen: Hier liegt dann in der Regel die Verabreichung von Cyanocobalamin (herkömmliche Vitamin B12-Form, die im Körper erst in die aktive Form, d. h. zu Methylcobalamin umgewandelt werden muss) zugrunde, das gerade bei Alzheimer Patienten nicht verwertet werden kann.

Vitamin B12 – das natürliche Anti-Depressivum

Vitamin B12 zeigte auch großen Erfolg bei der Aufrechterhaltung der psychischen und emotionalen Stabilität: Eine Studie mit weiblichen Teilnehmern ergab, dass die Frauen mit der höchsten Vitamin B12-Aufnahme ein um 32 bis 42 % niedrigeres Risiko hatten, eine Depression zu entwickeln (Sanchez et al; in J Hum Nutr Diet 2009 Apr).

Eine weitere Studie ergab, dass der Erfolg bei der Behandlung von Depressionen bei den Probanden am größten war, die über höhere Vitamin B12-Konzentrationen verfügten (BioMed Central Psychiatry, 2003).

Vitamin B12 macht Sie stressresistent

Neben den genannten Vorteilen von Vitamin B12 bei vorliegenden Erkrankungen verleiht es auch den Nerven gesunder Menschen die erforderliche Stabilität und damit die mentale Kraft, auch stressbehaftete Lebenslagen und Situationen zu meistern. Eine ausreichende Vitamin B12-Versorgung ist damit insbesondere auch wichtig für Menschen, die kontinuierlich geistige Höchstleistung erbringen bzw. als „Brain-Worker" oder „Leistungsträger" einer besonderen Belastung unterliegen, wie z. B. Professoren/Lehrer, Studenten und Schüler, Geschäftsführer, kreative Menschen in Kunst oder Werbung, Börsenmakler …

Vitamin B12 hilft bei bestimmten neurologischen Erkrankungen

(1) Vitamin B12 bei diabetischer Neuropathie

Als diabetische Neuropathie bezeichnet man Nervenschädigungen bzw. -störungen, so wie sie in Folge einer Diabetes-Erkrankung eintreten können. Zu den häufigsten Symptomen gehören

- Ein vermindertes Vibrations- und Berührungsempfinden
- Ein vermindertes Schmerz- und Temperaturempfinden
- Missempfindungen wie Kribbeln oder Ameisenlaufen
- Schmerzen oder Brennen (burning feet syndrom)
- Verminderte Reflexe (z. B. Achillessehnenreflex)
- Muskelkrämpfe.

In einer Studie unter Beteiligung von 50 Patienten mit einer diabetischen Neuropathie führte die Verabreichung von Vitamin B12 bereits nach 4 Monaten zu einer Verbesserung bei typischen Symptomen, wie z. B. vermindertes Taubheitsempfinden, verbesserte Sensibilität, weniger Muskelkrämpfe, verminderte Parästhesie (= geringere Missempfindungen wie Kribbeln) und besseren Reflexen (Yaqub et al; hier zitiert nach Schlett, Siegfried/Härtinger, Heribert; Metabolisch aktive Form von Vitamin B12: physiologische Eigenschaften und therapeutisches Potential; in: Neue Nutriologische Beiträge Nr. 4, München 2001).

(2) Vitamin B12 bei Fazialparese (Gesichtslähmung)

In einer Untersuchung mit 60 Patienten, die von einer einseitigen Gesichtslähmung betroffen waren, zeigte sich in der Gruppe der mit Vitamin B12 behandelten Probanden die schnellste Wiederherstellung einer gesunden Nervenfunktion – und zwar schon nach 2 Wochen (hier zitiert nach Schlett, Siegfried/Härtinger, Heribert; Metabolisch aktive Form von Vitamin B12: physiologische Eigenschaften und therapeutisches Potential; in: Neue Nutriologische Beiträge Nr. 4, München 2001).

Vitamin B12 zur Unterstützung Ihrer körperlichen Leistungsfähigkeit

Vitamin B12 spielt eine zentrale Rolle im Energiestoffwechsel – zahlreiche Sportler sowie körperlich und geistig aktive Menschen verwenden Vitamin B12 – das Energievitamin – zur

Unterstützung ihrer Leistungsfähigkeit, Belastbarkeit und Regeneration. Vitamin B12 darf offiziell auch im Leistungssport verwendet werden.

Fallen Sie nicht auf die neuen „Arzneipillen fürs Gehirn" rein

Kürzlich berichtete der Spiegel (Ausgabe 44/2009) über Arzneimittel wie z. B. Ritalin, die von immer mehr Menschen – wie eine Modedroge – vor allem zur geistigen Leistungssteigerung eingesetzt werden (Stichwort Neuro-Enhancer).

Ich rate Ihnen: Finger weg von diesen Pillen: Denn der Nutzen steht in keinem Verhältnis zu den Gefahren und langfristigen Nebenwirkungen, die sich infolge der Anwendung dieser chemischen Bomben ergeben.

Wenn es darum geht, Ihre geistigen und körperlichen Leistungspotentiale auf einem hohen Niveau zu halten, ist Vitamin B12 zweifellos die weitaus bessere Wahl – es hilft auf nachhaltige, sichere und verträgliche Art und Weise!

! Verzichten Sie auch auf einen erhöhten, ungesunden Konsum von viel Kaffee oder Energydrinks – setzen Sie auf natürliches Vitamin B12.

Vitamin B12 füllt Ihre Energiespeicher wieder auf, aus dem Sie Ihre Kraft und Energie bei körperlichen Belastungen, aber auch bei geistigen-mentalen Herausforderungen beziehen.

Vitamin B12 gibt Ihnen die Energie, die uns viele der heutigen Lebensmittel aufgrund ihres nur geringen vitaminspendenden Gehalts nicht mehr bieten!

Vitamin B12 lässt Ihr Herz gesund schlagen

Herz-Kreislauf-Erkrankungen und zerebrovaskuläre (Hirnblutgefässe betreffend, wie z. B. Schlaganfall) Erkrankungen haben einen gemeinsamen Risikofaktor – erhöhte Homocysteinwerte im Blut.

Studien belegen, dass unzureichende Mengen Folsäure und Vitamin B12 Ihre Homocysteinwerte erhöhen können.

Homocystein entsteht beim Abbau von Eiweiß. Ab einer bestimmten Konzentration ist sie für den Körper schädlich und muss daher entsorgt werden.

Maßgeblich beteiligt am Abbauprozess von Homocystein ist das Vitamin B12. Eine Unterversorgung mit diesem Vitamin ist daher die Hauptursache für einen zu hohen Homocysteinspiegel.

Erhöhte Homocysteinspiegel gelten als Risikofaktor für

■ das Entstehen einer Arteriosklerose (Arterienverkalkung),
■ die Gefahr, einen Herzinfarkt oder
■ einen Schlaganfall zu bekommen.

Ein hoher Homocysteinwert wird sogar mit der Entwicklung von Alzheimer in Verbindung gebracht.

Achtung! Internationale Vergleichsstudien zeigten z. B. einen deutlich erhöhten Homocysteinwert bei Vegetariern und Veganern im Vergleich zu den Werten bei „normaler" Ernährung (Norris, Vitamin B12, are you getting it).

In einer Studie wurde nun gezeigt, dass Vitamin B12 eine Senkung des Homocysteinspiegels um durchschnittlich 31 % herbeiführen kann (Araki er al; hier zitiert nach Schlett, Siegfried/Härtinger, Heribert; Metabolisch aktive Form von Vitamin B12: physiologische Eigenschaften und therapeutisches Potential; in: Neue Nutriologische Beiträge Nr. 4, München 2001).

Umgekehrt schlossen Wissenschaftler aus einer anderen Studie, dass eine geringe Konzentration von Vitamin B12 das Risiko eines Schlaganfalls erhöht (in Stroke, 2007).

Das Fazit für Sie lautet daher:

Mit ausreichend Vitamin B12 sind Sie gegen einen erhöhten Homocysteinspiegel bestens gewappnet!

Mit Vitamin B12 Knochenschwund begegnen

Eine neue Studie des Fachjournals „Clinical Endocrinology and Metabolism" belegt eindeutig: Ein niedriger Vitamin B12-Wert im Blut erhöht das Risiko für schnellen Knochenschwund (Osteoporose).

Bis dato war über den Einfluss von Vitamin B12 auf die Knochenfunktion wenig bekannt. US-amerikanische Wissenschaftler von der University of California haben nun untersucht, ob ein niedriger Vitamin B12-Wert im Blut mit einem schnelleren Verlust der Knochenmasse älterer Frauen zusammenhängt.

Bei der Studie wurden die Blutproben von 83 Frauen im Alter über 64 untersucht. Bei den Studienteilnehmerinnen wurde außerdem 6 Jahre lang die Knochendichte bestimmt.

Die Testergebnisse waren eindeutig: Bei den Teilnehmerinnen mit den niedrigsten B12-Werten nahm die Knochendichte deutlich schneller ab als die von Frauen mit höheren Werten.

! Diese neuen Erkenntnisse weisen darauf hin, wie wichtig Vitamin B12 für die Knochengesundheit ist. Vitamin B12-Präparate verlangsamen bei Frauen die Rate des Knochenverlusts und dienen so als Osteoporoseprävention!

Vitamin B12 lindert schmerzhafte, offene Stellen im Mund

25 % der Allgemeinbevölkerung haben Geschwüre im Mund, doch bislang gab es keinen optimalen therapeutischen Ansatz.

Jetzt können Betroffene endlich auf Linderung hoffen: Denn Vitamin B12 lindert laut einer Studie nach einer 6monatigen Therapie auf sichere Weise eine aphtöse Stomatitis (d. h. schmerzhafte, offene Stellen im Mund, die auch als Soor bekannt sind).

Die durchgeführte Studie umfasste 58 Patienten, die pro Jahr mindestens alle 2 Monate ein immer wiederkehrendes Geschwür im Mund hatten. Die Patienten wurden nach dem Zufallsprinzip Gruppen zugeordnet, die 6 Monate lang eine sublinguale Tablette Vitamin B12 (1.000 Mikrogramm) täglich oder ein entsprechendes Placebo erhielten.

Im Verlauf der Studie verbesserte sich bei der Vitamin 12-Gruppe v. a.

- die durchschnittliche Dauer der Ausbrüche,
- die Zahl der Geschwüre und
- der Grad der Schmerzen.

Bei der Placebo-Gruppe trat hingegen keine Besserung ein. Die Unterschiede zwischen den Gruppen wurden im 5. und 6. Monat besonders deutlich: Am Ende der Studie waren 74 % der Vitamin B12-Gruppe, aber nur 32 % der Placebopatienten geschwürfrei.

Fazit

Vitamin B12 stellt eine effiziente Behandlung für Soor-Patienten dar. Diese Behandlungsmethode ist einfach und kostengünstig und hat keine bekannten toxischen Wirkungen!

Mit Vitamin B12 erleben Sie eine komplikationslose Schwangerschaft

Eine unzureichende Versorgung mit Vitamin B12 stellt ein ganz besonderes Risiko für Schwangere und ihre ungeborenen Kinder dar: So bestätigte eine kanadische Studie die enorme

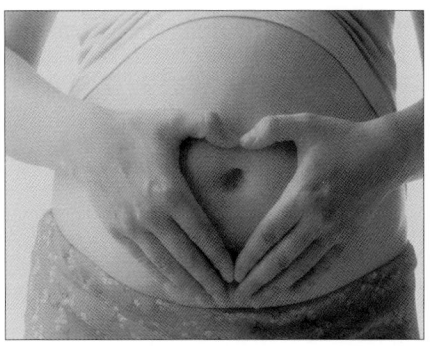

Wichtigkeit von Vitamin B12 zum Schutz der ungeborenen Kinder während der Schwangerschaft.

Mutter gesund – Kind gesund – Vitamin B12 begleitet Sie durch die Schwangerschaft.

Die Forscher fassen zusammen, dass eine ausreichende Zufuhr von Vitamin B12 – mit und ergänzend zur Einnahme der in der Schwangerschaft wichtigen Folsäure – das Risiko für den Eintritt von Neuralrohrdefekten („offener Rücken", Spina Bifida) signifikant reduzieren kann (Thompson et al; in Am J Clin Ntr 2009).

Wenn Sie eine Schwangerschaft planen, ist es absolut unerlässlich, dass Ihr Laborwert hohe Vitamin B12-Werte aufweist, bevor Sie schwanger werden.

Neuralrohrdefekte entwickeln sich in den ersten 4 Wochen des fötalen Lebens, wenn Sie also warten bis Sie schwanger sind, um Ihren B12-Wert zu kontrollieren, könnte es zu spät sein.

Verbesserung bei Fertilitätsstörungen

Auch wenn Sie Schwierigkeiten haben, schwanger zu werden oder bereits Fehlgeburten erlitten haben, sollten Sie Ihre Vitamin B12-Werte prüfen lassen. Denn ein Vitamin B12-Mangel steht in engem Zusammenhang mit Unfruchtbarkeit und wiederholten Fehlgeburten.

Genauso kann Vitamin B12 Ihrem Partner helfen, wenn die Probleme vermutlich von ihm ausgehen: In einer Studie mit 26 infertilen männlichen Probanden führte die Verabreichung von Vitamin B12 bei 50 % der Probanden schon innerhalb von 6 Monaten zu einer Erhöhung der Gesamtspermienzahl und der Zahl der normal beweglichen Spermien (hier zitiert nach Schlett, Siegfried/Härtinger, Heribert; Metabolisch aktive Form von Vitamin B12: physiologische Eigenschaften und therapeutisches Potential; in: Neue Nutriologische Beiträge Nr. 4, München 2001).

Vitamin B12 sorgt für erholsamen Schlaf

Wenn Sie unter Schlafstörungen leiden, liegt das vermutlich an einem Melatoninmangel in Ihrem Körper. Melatonin ist als „Schlafhormon" bekannt. Beim älter werdenden Menschen wird immer weniger Melatonin gebildet.

Aber: Ohne Vitamin B12 keine Melatoninproduktion. Ein weiterer Grund dafür ist, dass es wichtig ist, für eine ausreichende Menge dieses Vitamins in Ihrem Blut zu sorgen.

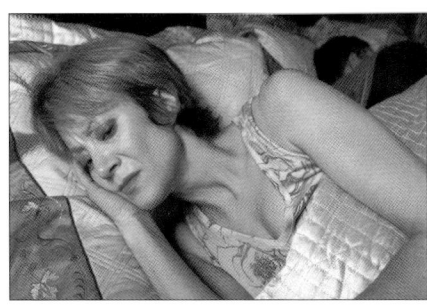

Schlafstörungen deuten auf einen Vitamin B12-Mangel hin.

Wenn man älter wird, wird es immer schwerer, nachts gut zu schlafen, weil Ihr Körper bei der Herstellung dieses Hormons immer ineffizienter wird. Und deshalb ist es eine gute Idee, B12 zu nehmen, damit Sie jede Nacht wie ein Baby schlafen.

Vitamin B12 beugt Blutarmut vor

Ein Vitamin B12-Mangel kann der Auslöser eines Leidens namens perniziöse Anämie sein. Charakteristisch für eine perniziöse Anämie ist einen Mangel an gesunden roten Blutkörperchen.

Da das Vitamin B12 die Bildung von roten Blutkörperchen unterstützt, beeinflusst ein chronischer Mangel an adäquatem B12 die natürliche Fähigkeit Ihres Körpers, neue rote Blutkörperchen herzustellen, was schließlich zur Blutarmut führt.

Unbehandelt kann eine perniziöse Anämie Ihrem Körper dauerhaft und ernsthaft schaden. Sie erhöht das Risiko für Herzprobleme und einen Schlaganfall. Sie schädigt Ihre Nervenzellen und wirkt sich auf alles, von Ihrem Gleichgewichtssinn bis hin zu Ihrem Geruchssinn, aus. Sie kann auch Veränderungen an der Oberfläche Ihres Verdauungstrakts verursachen, was Ihr Risiko für Magenkrebs erhöht.

Vitamin B12 zur Krebsprophylaxe und -prävention

Wie Sie sicher weiter oben gelesen haben, spielt Vitamin B12 eine wichtige Rolle bei der DNA-Synthese. Außerdem hilft seine Präsenz in Ihren Zellen – zusammen mit Folsäure – den Verschleiß Ihres genetischen Materials zu verringern.

Umgekehrt gesagt sind Schädigungen der DNA durch einen geringen Vitamin B12-Spiegel ein Risikofaktor für Krebs.

Diese These stützen verschiedene Studien, die zeigen, dass ein Vitamin B12-Mangel mit einer erhöhten Aktivität von Karzinogenen (Krebserregern) verbunden ist. Auch wurde im Rahmen experimenteller Untersuchungen verschiedentlich aufgezeigt, dass Vitamin B12 das Wachstum und die Vermehrung von malignen (bösartigen Krebs-) Zellen hemmt (hier zitiert nach Schlett, Siegfried/Härtinger, Heribert; Metabolisch aktive Form von Vitamin B12: physiologische Eigenschaften und therapeutisches Potential; in: Neue Nutriologische Beiträge Nr. 4, München 2001).

So ergänzen Sie Vitamin B12 richtig

Nur Methylcobalamin gelangt schnell ins Blut

Achten Sie darauf, dass Sie eine Vitamin B12-Ergänzung einnehmen, die Methylcobalamin enthält. Denn so führen Sie Ihrem Körper die bereits aktive Vitamin B12-Form zu. Sie ist für Ihren Körper schnell verfügbar und äußerst wirksam!

Die Anwendung von Methylcobalamin hat eindeutige biochemische und therapeutische Vorteile (Bioverfügbarkeit = Aufnahme und Verwertung im Körper) im Vergleich zu anderen Vitamin B12-Formen:

Wie Sie weiter oben bereits gelesen haben müssen die in den meisten herkömmlichen Produkten eingesetzte Vitamin B12-Formen, das Cyanocobalamin, aber auch andere Vitamin B12-Formen wie z. B. Hydroxocobalamin, im Körper erst in die aktive Form, d. h. zu Methylcobalamin umgewandelt werden, um die gewünschten gesundheitlichen Effekte zu erzielen. Daher hat die direkte Aufnahme von Methycobalamin den entscheidenden Vorteil der schnelleren Verfügbarkeit!

Gerade bei neurologischen Störungen oder Beschwerden kommt es auf die schnellstmögliche Überwindung der Blut-Gehirn-Schranke an, damit das Vitamin B12 dorthin gelangt, wo es so dringend benötigt wird. Das kann nur Vitamin B12 in seiner aktiven Form (Methycobalamin) gewährleisten!

Lutschtabletten – ohne Umwege direkt ins Blut

Wollen Sie sich Vitamin B12 als Nahrungsergänzung besorgen, achten Sie darauf, dass Sie Lutschtabletten erhalten. Diese haben die beste Bioverfügbarkeit. Das Vitamin kann so leicht über die Mundschleimhaut aufgenommen werden.

Die Darreichungsform als sublinguale (= unter der Zunge) Tablette bietet zusätzliche Vorteile für eine schnelle und bessere Aufnahme und Verwertung. Bei sublingualer Anwendung, d. h. Auflösung unter der Zunge, wird das hochwirksame Methlycobalamin (aktive Form des Vitamin B12) genau an jener Stelle im Mund freigesetzt, die das beste Resorptionsvermögen

(= Aufnahmevermögen) hat. Das Vitamin B12 gelangt schnell und direkt in den Blutkreislauf.

Die sublinguale Aufnahme und Verwertung des Methylcobalamins hat einen weiteren großen Vorteil: Dadurch ist die Versorgung mit Vitamin B12 auch in jenen Fällen gewährleistet, bei denen es – durch Krankheiten und/oder altersbedingt – zu einem Ausfall oder Störungen in der Produktion des sogenannten intrinsischen Faktors kommt: Der intrinsische Faktor ist ein spezielles Protein, das grundsätzlich für die Aufnahme von Vitamin B12 im bzw. über den Dünndarm von großer Bedeutung ist.

Bei unzureichender bzw. fehlender Produktion des intrinsischen Faktors kann der Körper Vitamin B12 nicht mehr verwerten. Schätzungsweise haben aus diesem Grund 30 % der Menschen über 50 Probleme, Vitamin B12 mit der Nahrung aufzunehmen: Eine bei vielen Menschen mit zunehmenden Lebensalter zurückgehende Produktion von Magensäure führt zur Entstehung von Magen-Darm-Erkrankungen (z. B. einer Gastritis), die mit einer verringerten Produktion des intrinsischen Faktors verbunden sind.

Auch die Verwendung von Magensäure bindenden Medikamenten und Medikamenten gegen Magengeschwüre vermindert zusätzlich unsere Fähigkeit, Vitamin B12 zu absorbieren. Denn zur Produktion des intrinsischen Faktors muss hinreichend Magensäure verfügbar sein.

! Umso besser, dass Sie durch die sublinguale Zufuhr des Vitamin B12 nicht auf diesen intrinsischen Faktor angewiesen sind! Denn Vitamin B12 als Methylcobalamin in Form von Lutschtabletten überwindet die Verdauungshürde im Magen. Und kommt direkt über die Blutbahnen ans Ziel.

Achtung! Lassen Sie sich nicht den angeblichen Vorteilen von Trinkampullen und Injektionen „kaufen"

Leider spricht bei Vitamin B12-Ergänzungen mal wieder die Pharmaindustrie mit. Sie versucht, Allgemeinmediziner und Internisten von Ampullen oder Injektionen zu überzeugen. Mit diesen Märchen möchte ich hier aufräumen:

Trinkampullen

Verzichten Sie auf den Kauf von vielfach beworbenen Vitamin B12-Trinkampullen. Viele Apotheker verkaufen sie sehr gerne – sie sind aber um ein Vielfaches teurer und enthalten nur Cyanocobalamin. Auch die Ampullen müssen durch den Magen und somit „verpufft" auch ihre Wirkung.

Injektionen (Spritzen)

Die Pharmaindustrie versucht, Ärzte auch davon zu überzeugen, dass B12 in Form von Cyanocobalamin als Injektion verabreicht werden muss, damit die Blutwerte nachhaltig verbessert werden. Heute wissen wir aber aus Studien, dass das nicht stimmt. Auch bei Patienten mit sehr schwerem Mangel lassen sich die Depots mit hoch dosierten Tabletten genauso gut füllen wie mit Injektionen. Zudem ist es für Sie natürlich viel angenehmer, eine Tablette einzunehmen, statt sich für Ihre nächste – schmerzhafte – Injektion ständig auf den Weg zum Arzt zu machen.

Fazit

Vitamin B12 in seiner aktiven Form als Methylcobalamin geht direkt ins Blut, schneller geht's nicht: Beim Tempo der Verfügbarkeit ist es nicht nur schneller als bei oraler Zufuhr anderer Vitamin B12-Formen, sondern übertrifft in seiner Geschwindigkeit sogar die Injektion anderer Vitamin B12-Formen! Zumal eine Injektion für die meisten Menschen mit Unannehmlichkeiten verbunden ist.

Verwenden Sie nur natürliches und sicheres Vitamin B12

Wenn Sie auf der Suche nach einem qualitativ hochwertigem Vitamin B12-Produkt sind, gibt es bestimmte Kriterien, die sicherstellen, dass Sie ein hochwertiges Präparat erhalten:

Die optimale Nährstoffmenge

Die meisten Vitamin B12-Präparate enthalten 100 bis 200 Mikrogramm B12 in Form von Cyanocobalamin, das im Darm resorbiert werden muss. Aber selbst wenn Sie 500 Mikrogramm B12 nehmen würden, absorbieren Sie über den Darm nur etwa 1,8 Mikrogramm. Lassen Sie mich das wiederholen: nur 1,8 aus insgesamt 500 Mikrogramm nimmt Ihr Körper über den Darm auf! Das ist eine Absorptionsrate (Aufnahmerate) von nur $1/3$ Prozent!

In sublingualer Form hingegen wird Vitamin B12 über die Mundschleimhäute direkt und zu nahezu 100% ins Blut resorbiert! Wenn das Vitamin B12 bereits in seiner aktiven Form als Methylcobalamin vorliegt, kann es außerdem direkt und schnell im Körper wirksam werden.

Natürliche Gewinnung

Gute Vitamin B12-Nahrungsergänzungen werden natürlich gewonnen, und zwar durch Fermentation (Gärung) auf pflanzlicher Basis. Damit ist auch gewährleistet, dass Sie ein Vitamin B12 erhalten, das Sie als Veganer und Vegetarier uneingeschränkt einnehmen können.

Von der EFSA als sicher eingestuft

Vitamin B12 in seiner aktiven Methylcobalamin-Form – und nur in dieser Form – wurde von der obersten Europäischen Behörde für Lebensmittelsicherheit – der EFSA – als für den Verbraucher sichere Vitamin B12-Form eingestuft (Scientific Opinion of the Panel on Food Additives and Nutrient Sources added to Food on a request from the Commission on adenosylcobalamin and methylcobalamin as sources for Vitamin B12. The EFSA Journal (2008) 815, 1-29).

Herstellung in Europa?

Die Inhaltsstoffe hochwertiger Vitamin B12-Produkte werden in Europa gewonnen und verarbeitet. Dadurch unterliegen sie den strengen, auf höchste Sicherheit und Qualität bedachten gesetzlichen europäischen Anforderungen.

Das Methylcobalamin (aktive Vitamin B12-Form) aus Europa ist qualitativ überlegen, weil die Hersteller mehr Geld in die Gewinnung und Verarbeitung investieren als Hersteller aus China!

Verwenden Sie keine Vitamin B12-Präparate „made in China"!
China liefert auch mangelhafte Lebensmittel

Wirtschaftswoche, 10.09.2007 in News Europa/Welt

Nach den jüngsten Skandalen um bleiverseuchtes chinesisches Spielzeug ist die EU-Kommission nun auch wegen mangelhafter Lebensmittel aus China in Alarmbereitschaft. EU-Gesundheitkommissar Markos Kyprianou drängt Peking zu schärferen Kontrollen der Lebensmittel-Produzenten. An zweiter Stelle liefern die USA schadhafte Lebensmittel!

Hände weg von Multivitaminprodukten

Viele Multivitaminprodukte auf dem Markt enthalten gefährliche B12-Analoge. Mit anderen Worten: Analoge entstehen, wenn kristallines Vitamin B12 mit anderen Nährstoffen in Multivitaminprodukten reagiert, wie Vitamin C, Eisen und Kupfer – was den Vitamin B12-Bedarf Ihres Körpers erhöht. Teilt Ihnen die Firma, die das Multivitaminpräparat verkauft, diese lebenswichtige Information mit? Vermutlich nicht!

Damit ist klar: Die meisten Multivitaminpräparate, die heute verkauft werden, sind hinsichtlich Qualität und Leistungsfähigkeit ihres enthaltenen Vitamin B12 eine komplette Geldverschwendung!

Falsches Vitamin B12 „verpufft" in Ihrem Körper

Die Überlegenheit von Vitamin B12 in seiner aktiven Methylcobalamin-Form im Vergleich zur herkömmlichen Vitamin B12-Form Cyanocobalamin ist vielfach wissenschaftlich belegt:

Klinischen Studien zufolge hat die Anwendung von Methylcobalamin als der bioaktivsten Form von Vitamin B12 signifikante biochemische und therapeutische Vorteile gegenüber den herkömmlichen, gängigen Vitamin B12-Formen. Insbesondere auch im Vergleich zu Cyanocobalamin, der bisher gängigsten Vitamin B12-Form.

Dies zeigt sich zunächst in der gegenüber Cyanocobalamin eindeutig überlegenen Bioverfügbarkeit (Aufnahme und Verwertung) des Methylcobalamins:

1. Es bilden sich höhere Wirkspiegel im Blut nach Verabreichung von Methylcobalamin im Vergleich zum Cyanocobalamin.

2. Auch wird nach einer Verabreichung von Cyanocobalamin (kurz CN-Cbl) im Vergleich zur identischen Verzehrsmenge Methylcobalamin (kurz Met-Cbl) 3 mal mehr CN-Cbl über den Harn ausgeschieden – dies spricht für die erheblich bessere Retention (= Rück- oder Bereithaltung) des Methylcobalamins – kurzum:

Vom eingenommenen Cyanocobalamin verpufft ein sehr viel größerer Teil ungenutzt, während die zugeführte Menge des Methylcobalamins vom Körper effizient genutzt wird (Schlett, Siegfried/Härtinger, Heribert; Metabolisch aktive Form von Vitamin B12: physiologische Eigenschaften und therapeutisches Potential; in: Neue Nutriologische Beiträge Nr. 4, München 2001).

Welche Zusatzstoffe enthält das Vitamin B12?

Eine erstrangige Vitamin B12-Ergänzung unterscheidet sich von minderwertigen Produkten auch bei seinen Zusatzstoffen. Der Einsatz von Xylit beispielsweise reduziert im Vergleich zu herkömmlichen Vitamin B12-Produkten nicht nur die Kalorienaufnahme (Xylit ist fast kalorienfrei), sondern bringt auch einen zusätzlichen gesundheitlichen Schutz für Zahnfleisch und Zähne. Das ist insbesondere bei der sublingualen Auflösung im Mund von großem Vorteil (Xylit wirkt antiseptisch, beugt Karies vor)!

Fazit

Nur eine Vitamin B12-Ergänzung mit einer einzigartigen Kombination des bioaktiven Vitamin B12 in bester Qualität (Methylcobalamin) in sublingualer Darreichung mit dem Xylit-Schutzfaktor für Zähne und Zahnfleisch ist das eindeutig beste verfügbare Vitamin B12-Produkt!

Für wen eignet sich eine Vitamin B12-Ergänzung?

Grundsätzlich ist eine Ergänzung mit Vitamin B12 für alle Menschen anzuraten, die auf Ihre Gesundheit achten und geistig lange fit bleiben möchten. Es gibt allerdings besondere Risikogruppen, für die die Einnahme von Vitamin B12 ein Muss darstellt:

■ **Menschen ab 40,** da die Resorptionsfähigkeit (Verwertung) von Vitamin B 12 mit zunehmendem Alter, d. h. ab dem 40. Lebensjahr, abnimmt. Eine Vitamin B12-Zufuhr ist hier wichtig zur Aufrechterhaltung der Gedächtnis- und Konzentrationsfähigkeit sowie zur Prävention auch ernster neurologischer Erkrankungen.

■ Ab 40 Jahren wird Ihnen von verschiedenen wissenschaftlichen Fachgremien, darunter u. a. das angesehene US-amerikanische „Food and Nutrition Board", generell dazu geraten, ein Vitamin B12-haltiges Nahrungsergänzungsmittel einzunehmen.

■ Dabei sollten Sie auf eine ausreichend hohe Dosierung achten. Gewöhnliche Multivitaminpräparate aus dem Supermarkt sind häufig ungeeignet, da sie zu geringe Mengen an Vitamin B12 enthalten!

■ **Vegetarier** und **Veganer,** die auf Lebensmitteln tierischen Ursprungs verzichten. Vegetarier und Veganer vermeiden die wichtigen Vitamin B12-Quellen und laufen somit Gefahr, mit der Zeit an typischen Symptomen eines Vitamin B12-Mangels zu leiden.

■ **„Brain-Worker",** die im Beruf besonderen Anforderungen an die geistige Leistungskraft (Konzentration) sind und/ oder erhöhtem Stress ausgesetzt sind (z. B. Beispiel: Studenten in Prüfungssituationen, Lehrkräfte, Börsenmakler, Manager, Piloten, …).

■ **Sportler und Berufstätige** mit erhöhten körperlichen Leistungsanforderungen. Vitamin B 12 sorgt für den nötigen Energieschub, wenn es drauf ankommt.

■ **Menschen mit krankheitsbedingter verminderter B12-Resorption,** die mit einer Störung der Bildung des intrinsischen

Faktors (Intrinsic Factors) und verminderter B12-Resorptionsfähigkeit verbunden ist, wie z. B. Magen-Darm-Erkrankungen (u. a. chronische Gastritis, Morbus Crohn).

- **Personen mit Schlafstörungen,** insbesondere bei Jet-Lag oder bei Schicht- und Nachtarbeit.

- Für **Schwangere** zur Reduzierung des Risikos des Eintritts von Neuralrohrdefekten („offener Rücken", Spina Bifida).

- **Menschen, die bestimmte Medikamente dauerhaft einnehmen** (siehe dazu Seite 32).

Nebenwirkungen? Gibt es keine!

Nebenwirkungen sind in den angegebenen Dosisbereichen absolut unbekannt. Auch bei extremen Tagesdosen sind keinerlei langfristige Nebenwirkungen zu beobachten, denn ein Zuviel an Vitamin B12 scheidet Ihr Körper einfach über den Urin aus.

Fazit

Gönnen Sie sich Ihren täglichen Vitamin B12-Energie-Schub. Denn: Energie ist Leben.

- Bringen Sie Ihre Energie für Geist und Körper vom Tief ins Hoch.

- Bringen Sie Ihr Gedächtnis auf Hoch-Touren.

- Verbannen Sie „matt und müde" durch strotzende Energie!

- Freuen Sie sich über neue Lebenslust!

■ Schlafen Sie wie ein Baby und wachen morgens erfrischt und voller Tatendrang auf!

■ Statt erschöpft fühlen Sie sich jung und voller Schwung!

■ Starke Nerven halten Sie ruhig und gesund!

… und, und, und. Entdecken Sie es selbst.

Mit genügend Vitamin B12 setzen Sie auf den **Energiebringer Nr. 1** für Ihre Gesundheit. Vitamin B12 stärkt Ihren Körper und Geist völlig natürlich. Und fördert nachhaltig Ihre Lebens-Freude.

Starten Sie JETZT!